ACTION

PHYSIOLOGIQUE

DES ALCALINS

DANS LA GLYCOSURIE

PAR

LE Dr J. CORNILLON

MÉDECIN CONSULTANT A VICHY

Ex-Interne des Hôpitaux de Paris
Lauréat de l'Académie de Médecine et de la Société de Chirurgie
Membre correspondant de la Société Anatomique, etc.

VICHY

C. BOUGAREL, IMPRIMEUR, RUE LUCAS

—

1876

ACTION

PHYSIOLOGIQUE

DES ALCALINS

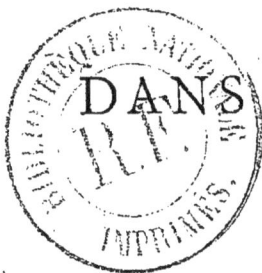

DANS LA GLYCOSURIE

PAR

LE Dr J. CORNILLON

MÉDECIN CONSULTANT A VICHY

Ex-Interne des Hôpitaux de Paris
Lauréat de l'Académie de Médecine et de la Société de Chirurgie
Membre correspondant de la Société Anatomique, etc.

~~~~~~~~~~

VICHY

C. BOUGAREL, IMPRIMEUR, RUE LUCAS

—

1876

ACTION PHYSIOLOGIQUE

DES ALCALINS

DANS LA GLYCOSURIE

Le régime est le plus souvent impuissant
à enrayer la marche du diabète ; on voit
cependant, sous l'influence de la suppression
des féculents et des substances sucrées, le mal
rester stationnaire ; mais, au bout de peu de
temps, les symptômes s'aggravent. Il est facile
de se rendre compte de cette particularité, lorsqu'on songe qu'indépendamment de l'alimenta-
tion, il y a un organe qui, à lui seul, produit
du sucre : le foie. Pour arrêter les progrès de
l'affection, la faire rétrocéder, deux indications
sont à remplir :

1º Trouver un agent qui détruise le sucre une
fois qu'il est formé ;

2º Un remède qui empêche la formation de la
glycose en dehors de l'abstinence des matières
amylacées et sucrées.

La première indication est facilement exécutée:
les exercices du corps, la gymnastique, les pro-
menades, en activant la combustion respiratoire,
facilitent la destruction de la glycose. Quant à

la seconde, elle est remplie par les alcalins, et notamment par le bicarbonate de soude.

Rollo est le premier qui ait étudié sérieusement l'action des alcalins dans la glycosurie. Les préparations dont il se servait étaient l'eau de chaux et le sulfure de potasse ; voici, du reste, le résumé de la médication qu'il faisait suivre aux diabétiques :

1° DÉJEUNER. — *Un demi-litre d'eau de chaux* et un litre et demi de lait. mêlés ensemble, du pain, du beurre ;

2° DINER. — Des boudins composés de sang et de graisse, l'usage modéré des viandes faisandées et des graisses aussi rances que l'estomac pourra les supporter, telles que celles du porc ;

3° SOUPER. — Mêmes substances qu'à déjeuner ;

4° On donnera, pour boisson journalière, quatre grammes de *sulfure de potasse dissous dans un demi-décalitre d'eau.*

Il est clair, d'après ce qui précède, que Rollo avait entrevu les bienfaits des alcalins dans le diabète, sans pour cela se rendre un compte exact de leur action.

Pendant de longues années, ce fut à peu près le seul traitement qu'on dirigea contre la glycosurie, et la thérapeutique en était là lorsque parurent, vers 1848, les travaux de Bouchardat et de Mialhe.

Ce dernier préconisait les alcalins en vue de la théorie suivante : l'amidon introduit par les aliments se transforme en glycose sous l'influence de la salive et du suc pancréatique, puis pénètre dans le sang. Chez l'homme sain, la glycose, arrivée dans le liquide sanguin, se décompose en présence des alcalins contenus normalement dans les humeurs , mais, chez le diabétique, elle trouve un sang dépourvu d'alcalinité, elle reste intacte, devient un corps inutilisable, qui est expulsé par les urines. En administrant des alcalins, le sucre reprend sa marche naturelle.

C'est du reste en vue de cette théorie qu'il prescrivait chaque jour 6 à 12 grammes de bicarbonate de soude, joints à l'eau de Vichy, aux repas. Les résultats obtenus furent excellents, bien que la théorie fût fausse. Ajoutons, pour être juste, que depuis longtemps M. Mialhe a abandonné cette théorie.

M. Bouchardat a employé largement les alcalins, notamment *l'eau de chaux et le bitartrate de soude* contre la glycosurie. Il en retira de bons effets. Ceci s'explique très-bien, dit-il, par l'action retardatrice de la chaux ; *la dissolution des féculents* s'opère plus lentement, l'estomac se vide moins rapidement, et l'appétit maladif décroît.

De la théorie de Bouchardat et Mialhe, nous rapprocherons celle de Trousseau qui s'en éloigne un peu : « lorsque le diabète n'est pas arrivé à

un degré très-avancé, l'usage des alcalins, et
notamment du bicarbonate de soude et de la
magnésie, empêche d'une manière presque cer-
taine la transformation saccharine, ou tout au
moins permet que le sucre soit assimilé et
décomposé dans le torrent circulatoire, de
manière à n'étre plus rendu par les urines, et
en même temps nous voyons la soif diminuer,
les sueurs et les forces reparaître ; et aujour-
d'hui, grâce à cette médication, on compte des
cas assez nombreux de guérison plus ou moins
complète d'une maladie que l'on considérait
naguère comme au-dessus des ressources de
l'art. » Ainsi donc, pour Trousseau, les alcalins
pouvaient jouer un double rôle dans la médication antidiabétique : empêcher la formation du
sucre, ou favoriser l'assimilation et la destruction
de la glycose déjà formée.

Malgré tout ce qui a été publié sur ce sujet,
l'action des alcalins dans le diabète n'est pas
admise par tout le monde.

Il suffit, pour s'en rendre compte, de jeter un
coup d'œil sur l'article *alcalin* du dictionnaire
de Jaccoud, dont l'auteur est M. Hirtz. Nous
allons en citer les conclusions, elles en valent la
peine :

Lorsque les ingénieuses théories de Bouchardat et de Mialhe, sur la production du diabète,
émurent le monde médical, lorsqu'on crut trouver, dans une alcalinité insuffisante, soit des

sucs digestifs, soit du sang lui-même, le secret
de la glycosurie, on ouvrit à deux battants à la
médication sodique, la thérapeutique du diabète,
et l'on voit par quelles trompeuses promesses
les thermes alcalins firent un appel pompeux à
tous les diabétiques. Les immortels travaux de
Cl. Bernard et de Schiff démontrèrent péremp-
toirement l'insanité de cette théorie et de ses
espérances. On sait aujourd'hui que l'interven-
tion des alcalins n'a pas la moindre influence
sur la production du sucre que le foie sécrète
de toute pièce, et ce que la physiologie avance
ici, la thérapeutique usuelle le prouve chaque
jour. Ni les thermes alcalins, ni l'usage continu
du carbonate de soude ne modifient la glycosurie,
le régime hygiénique seul la modifie momentané-
ment. Nous pourrions citer nos propres obser-
vations à cet égard ; nous préférons rappeler un
travail sorti de la Clinique de Tubingue, sous la
direction de Griesinger, où la médication alcaline,
essayée succinctement avec le régime classique
et le régime féculent, a donné pour conclusion
l'absence totale d'influence thérapeutique du
bicarbonate de soude. Il est difficile d'asseoir
une conclusion sur un travail plus exact. Nous
ajouterons qu'il serait difficile d'écrire plus
d'erreurs en si peu de phrases.

Il est certain que, dans quelques cas, d'ailleurs
fort rares, les alcalins, sans avoir une influence
nocive, échouent complétement ; mais, est-ce à

dire pour cela qu'ils échouent toujours. Ne voit-on pas journellement des médicaments dont la spécifité ne saurait être niée, tels que le sulfate de quinine et le mercure, ne pouvoir enrayer la maladie contre laquelle on les emploie.

M. Durand-Fardel, dont l'autorité en pareille matière ne saurait être récusée, s'exprime autrement. Voici ce qu'il dit, page 458 et suivantes :

« Les eaux de Vichy agissent dans le traitement du diabète, suivant une direction curative. On peut assigner à une médication un sens curatif lorsqu'en dehors du traitement diététique et des autres moyens appropriés, elle détermine non-seulement l'amoindrissement ou la disparition des symptômes du diabète, mais encore l'amoindrissement et la disparition de la glycosurie, et cela sinon d'une manière constante, ce qui ne saurait être exigé en thérapeutique, du moins d'une manière habituelle.

« J'ai dressé le tableau de 71 cas de diabète, dans lesquels la quantité de sucre a été déterminée au commencement et à la fin, ou dans le cours du traitement thermal.

« Dans 14 cas, le sucre disparut complétement sous l'influence du traitement thermal. Ils étaient pour la plupart assez récents, car dans 9 d'entre eux la maladie ne datait que d'un à dix mois. Mais dans 4 autres elle remontait à plusieurs années. Dans 7 autres cas, où le sucre ne dépassait pas un gramme à la fin du traitement, si

la maladie ne datait que de trois mois dans l'un
d'eux, elle remontait à plusieurs années dans
3 autres ; son début est demeuré indéterminé
dans les 3 restants.

L'abaissement du sucre est généralemeut con-
sidérable. Dans 39 cas, la proportion du sucre
restant était nulle ou n'atteignait pas le quart
de celle du début ; dans 5 cas elle était à peu
près égale au quart, dans 7 cas au tiers, dans
8 cas à la moitié, dans 8 cas seulement elle
n'atteignait pas celle-ci. Enfin, la proportion du
sucre est restée la même deux fois, et a légèrement augmenté deux fois. »

L'an dernier et dans le courant de cette
année-ci, j'ai fait analyser les urines de 14 diabétiques, au commencement et à la fin du traitement hydro-thermal qu'ils suivaient à Vichy :
dans 3 cas il disparut entièrement ; dans les
autres, qui étaient diabétiques plus anciens, il
diminua considérablement. Ces analyses m'ont
amené à faire cette remarque, qu'en moyenne,
sous l'influence de l'eau de Vichy, le sucre
diminue chaque jour d'un gramme et demi à deux
grammes environ par chaque litre d'urine émise.

Quel est donc le rôle que jouent les alcalins
dans cette décroissance et dans cette disparition
de la glycose urinaire ? Favorisent-ils la transformation en eau et en acide carbonique du

bien empêchent-ils, au contraire, la transformation de ce sucre ? Nous allons examiner successivement ces deux points.

Pour arriver à un résultat sérieux, on a été obligé de recourir à la chimie et aux expériences sur les animaux. C'est à Poggiale, Lehmann et Cl. Bernard que l'on doit les premières recherches sur cette importante question (voir *Gazette Médicale*, 1856). Citons leurs conclusions : « Nous avons démontré qu'en injectant dans la veine jugulaire d'un lapin une solution de sucre et de bicarbonate de soude, on retrouva dans les urines autant de sucre que quand l'injection se fait avec une injection sucrée seulement.

Enfin, nous avons trouvé que les carbonates alcalins n'agissent pas sur la glycose au-dessous de 95°, et qu'à cette température elle éprouve si lentement les métamorphoses qui la convertissent en eau et en acide carbonique; qu'on trouve encore beaucoup de sucre si on prolonge l'ébulition. La potasse et la soude caustique, elles-mêmes, ne détruisent le sucre qu'à une température élevée.

Nous avons repris en partie ces expériences avec M. Bretet, pharmacien à Cusset, en mettant en contact du glycose et du bicarbonate de soude à des températures différentes, comprises entre 15° et 60°, avec ou sans le contact de l'air. Les résultats auxquels nous sommes sucre déjà formé et contenu dans le sang, ou arrivés n'ont fait que confirmer les connaissances déjà acquises.

Ces agents minéraux empêcheraient-ils donc la formation du sucre dans l'économie en amoindrissant l'action de la salive et du sucre pancréatique sur les matières amylacées ? C'est ce que nous allons établir. M. Frémy, en arrosant un arbre avec une solution alcaline, a constaté qu'il ne donnait plus de fruits sucrés. — D'après M. Martin-Damourette, la vigne donne un raisin à peu près privé de sucre si on l'arrose avec de l'urine ou avec une solution alcaline (Brouardel, thèse d'agrégation, 1869). Aux expériences exécutées sur les végétaux, ont succédé les expériences sur l'homme et sur les animaux.

M. Pavy, en 1869, remarqua qu'en mettant au contact de la salive, de la matière amylacée et une solution de potasse, la transformation glycosique ne se fait plus. Après avoir obtenu ce résultat expérimental, il chercha à déterminer si les alcalins qui rendent inerte la diastase salivaire ont la même action sur la matière glycogène. Il injecta une solution concentrée de potasse dans la veine porte d'un chien ; aussitôt après la mort, l'analyse du foie démontra qu'il n'y avait pas de glycose produite. Mais, si au lieu de faire l'expérience de suite après la mort, on attend quelques instants, le sucre se produit et l'injection de potasse dans la veine porte prouve que cette solution est sans action sur le sucre formé,

c'est donc sur la matière glycogène qu'il agit.
Elle empêche la formation du sucre, mais ne le
détruit pas.

Le carbonate de soude possède la même pro-
priété que la potasse : il empêche la formation
du sucre. Voici l'expérience que M. Pavy a
entreprise pour le prouver : il serra, par une
ligature, quelques lobules du foie qui furent
ainsi séparés du reste de la circulation hépatique.
Il injecta une solution de bicarbonate de soude
dans la veine porte, les parties dans lesquelles
l'injection pénétra ne contenaient pas de sucre,
les lobules séparés par la ligature contenaient
du sucre. Pour cet auteur, les alcalins empêchent
la formation du sucre. Les conclusions auxquelles
était arrivé M. Pavy ne furent acceptées qu'avec
timidité, à cause de leur hardiesse. Voici ce qu'en
dit M. Brouardel (thèse d'agrégation) : si cette
opinion devait être admise, il faudrait placer les
alcalins, non plus parmi les médicaments destinés
à détruire le sucre existant dans le sang, mais
parmi les médicaments qui empêchent l'intro-
duction du sucre dans le sang.

Les expériences que nous publions aujourd'hui
nous ont amenés à partager entièrement cette
manière de voir. — Elles ont porté sur la salive
humaine et sur le sucre pancréatique, c'est-à-
dire sur les deux agents de la digestion des
matières féculentes.

Nous croyons inutile d'entrer dans le détail

des expériences que nous avons exécutées avec la salive, M. Bretet et moi; nous dirons que toutes ont été faites en opérant comparativement sur des quantités égales d'amidon sec, de salive et d'eau. L'un des flacons contenait seulement ces trois substances, à l'autre on ajoutait du bicarbonate de soude. — Les flacons étaient placés dans une étuve chauffée à 40° remontés et agités fréquemment; après un séjour plus ou moins prolongé, mais égal pour chacun des essais comparatifs, les liquides étaient filtrés, et dans chacun d'eux le sucre dosé à l'aide de la liqueur de Fehling.

Ces nombreux dosages nous ont donné des rapports fort peu différents les uns des autres, et dont la moyenne est $\frac{1}{2,40}$ c'est-à-dire que la quantité du sucre trouvée dans le liquide alcalin étant 1, dans le liquide neutre elle était 2,40. Les rapports extrêmes étaient $\frac{1}{2,33}$ et $\frac{1}{2,45}$.

Lorsqu'au lieu d'employer le bicarbonate de soude, nous l'avons remplacé par une solution concentrée de potasse, à la dose de quelques gouttes seulement, la différence a été beaucoup plus sensible. Les liquides alcalins renfermaient alors si peu de sucre qu'un dosage rigoureux était presque impossible, et nous avons dû nous borner à constater la présence de la glycose qui, du reste, n'a jamais fait défaut.

Nous arrivons à nos essais sur le sucre pancréatique. — Nous avons opéré sur du pancréas de bœuf, de mouton et de porc. Cette glande, finement hachée, était placée dans une capsule, avec deux fois son poids d'eau distillée : après deux heures de séjour à l'étuve, le tout était jeté sur une toile et exprimé légèrement ; le résidu était soumis à deux autres macérations, les liquides obtenus étaient ensuite divisés en deux parties égales. — Dans chaque flacon on ajoutait des poids égaux d'amidon, et dans un seul du bicarbonate de soude. — Après une macération plus ou moins prolongée dans une étuve à 40°, les liquides sont filtrés, on neutralise celui qui est alcalin, à l'aide de quelques gouttes d'acide acétique, puis on les porte à l'ébulition pour coaguler les matières albuminoïdes qui, sans cette précaution, gênent considérablement le dosage du sucre. Ce dosage se fait alors sans difficulté.

Les expériences que nous avons faites nous ont conduits à des résultats bien différents, selon que l'on opère sur le pancréas du bœuf ou sur celui du porc. Dans le premier cas, le rapport moyen des proportions du sucre est $\frac{1}{1,475}$, c'est-à-dire qu'en opérant sur le pancréas du bœuf, la quantité de sucre contenu dans le liquide bicarbonaté étant 1, elle est de 1,475 dans le liquide neutre, tandis qu'avec le pancréas du porc, le rapport moyen est $\frac{1}{3,069}$.

Avec le pancréas du mouton, nous n'avons rien obtenu, l'animal soumis à l'expérience étant à jeûn depuis trop longtemps.

Des faits qui précèdent, nous croyons pouvoir conclure que :

1° *Les alcalins sont sans action sur la glycose déjà formée ;*

2° *Ils interviennent dans la production de la glycose urinaire en diminuant le pouvoir saccharifiant des liquides diastasiques ;*

3° *Le bicarbonate de soude agit non-seulement sur la diastase salivaire, mais aussi sur le suc pancréatique ;*

4° *Dans ce dernier cas, son action est beaucoup plus sensible sur le pancréas des omnivores que sur celui des herbivores.*

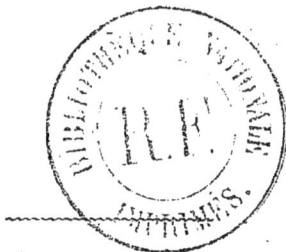

www.ingramcontent.com/pod-product-compliance
Lightning Source LLC
Chambersburg PA
CBHW050442210326

41520CB00019B/6033